AF396550

NOTES

SUR TROIS CAS

DE

PLAIES PÉNÉTRANTES DE POITRINE

SUIVIES D'AUTOPSIE

Par le Dr Paul HERVÉ

MÉDECIN DE L'HÔPITAL DU MANS

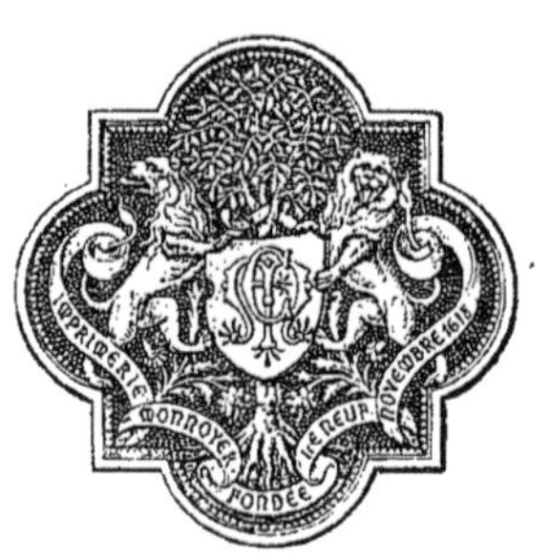

LE MANS

TYPOGRAPHIE EDMOND MONNOYER

12, Place des Jacobins, 12

1894

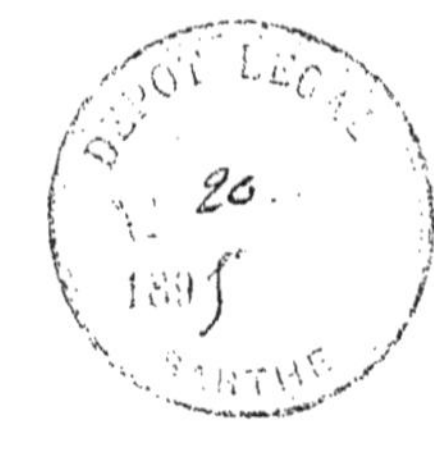

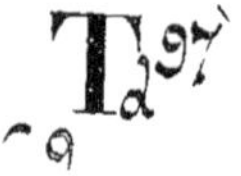

NOTES

SUR TROIS CAS

DE

PLAIES PÉNÉTRANTES DE POITRINE

SUIVIES D'AUTOPSIE

Par le Dr Paul HERVÉ

MÉDECIN DE L'HÔPITAL DU MANS

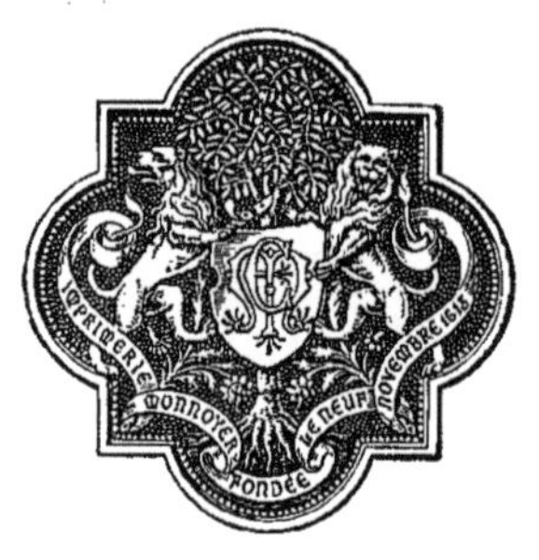

LE MANS

TYPOGRAPHIE EDMOND MONNOYER

12, Place des Jacobins, 12

—

1894

NOTES SUR TROIS CAS

DE

PLAIES PÉNÉTRANTES DE POITRINE

SUIVIES D'AUTOPSIE

OBSERVATION I. — Femme C*** âgée de 32 ans, frappée d'un coup de couteau le 1er Juin 1893 vers six heures du soir; immédiatement après elle se leva, fit quelques pas et tomba sans connaissance; on parvint à la ranimer et on la transporta d'urgence à l'hôpital; le chef du service, M. le docteur Le Bail, qui la vit quelques instants après son entrée, constata l'existence d'une plaie de deux à trois centimètres de longueur, située un peu au-dessus du sein gauche; l'hémorrhagie externe qui avait été assez abondante était arrêtée; l'état général ne paraissait pas trop mauvais; la respiration était facile, le pouls régulier, assez fort, les bruits du cœur s'entendaient nettement et ne présentaient rien d'anormal; la face était pâle. L'absence d'un trouble appréciable du côté de l'appareil circulatoire fit espérer à notre confrère que le cœur n'avait pas été touché; il fit un pansement antiseptique et conseilla un repos absolu. A neuf heures du soir la blessée eut une syncope et mourut brusquement.

Autopsie. — Pratiquée le lendemain 2 juin. La rigidité cadavérique est généralisée; la putréfaction n'est pas com-

mencée ; les extrémités inférieures sont légèrement œdéma-
tiées.

Sur le côté gauche de la poitrine, à trois centimètres au-
dessus du mamelon et un peu en dehors, nous trouvons une
plaie ayant deux centimètres de longueur, dirigée transversa-
lement, les lèvres de cette plaie sont nettes, sans hachures ;
nous avons disséqué couche par couche les parties molles et
nous avons pu constater que l'instrument avait suivi un
trajet oblique de haut en bas, d'avant en arrière et de gauche
à droite, qu'il avait pénétré dans la cavité thoracique entre
la 3me et la 4me côtes, à six centimètres du bord gauche du
sternum ; le bord supérieur de la 4me côte avait été entamé
par la lame qui y avait laissé une empreinte des plus visibles.
Dans l'espace intercostal on voyait deux orifices séparés par
une languette de tissu musculaire ; l'un de ces orifices, l'interne, ayant environ un centimètre et demi de longueur avait
évidemment donné passage à la lame, l'autre qui n'avait que
trois millimètres avait été produit par la pointe déviée sur
la 4me côte.

C'est après avoir procédé à ces constatations que nous
avons ouvert la cavité thoracique ; nous avons trouvé la
plèvre gauche remplie de sang mi-partie liquide, mi-partie
coagulé ; le poumon gauche n'avait pas été atteint, mais il
était refoulé, comprimé, par l'épanchement hémorrhagique.
Le péricarde présentait, à sa partie antérieure, une plaie d'un
centimètre ; la cavité péricardique contenait de volumineux
caillots de sang.

Le cœur, d'un volume moyen, chargé de graisse, avait
été atteint au niveau de son bord gauche, à trois centimètres
au-dessus de la pointe, dans la région correspondant à la
blessure du péricarde ; la plaie avait de 6 à 7 millimètres de
longueur ; elle était obturée en partie par un caillot fibrineux,
elle traversait toute l'épaisseur du muscle et ouvrait, par
conséquent, le ventricule gauche ; c'est par cette plaie que
s'était écoulé le sang qui remplissait le péricarde et la plèvre.

— 5 —

Les cavités du cœur étaient vides ; les valvules des différents
orifices étaient saines ; mais la surcharge graisseuse et la
dégénérescence du muscle cardiaque qui présentait une
coloration jaunâtre, avaient déterminé un affaiblissement de
l'organe expliquant l'œdème des extrémités inférieures.

OBSERVATION II. — Le nommé B*** âgé de 29 ans est
frappé d'un coup de couteau à la partie supérieure gauche
de la poitrine, le 11 octobre 1893, à 7 heures du soir ; trans-
porté immédiatement à l'Hôpital, il meurt 36 heures plus
tard, dans la nuit du 12 au 13, après avoir présenté tous les
symptômes du pneumothorax.

Autopsie le 13 octobre. — Homme bien constitué ; la rigidité cadavérique est généralisée ; il n'existe pas encore de
signes de putréfaction ; le corps ne porte aucune trace de
violences, sauf une plaie située à la partie supérieure
gauche du thorax, à l'union du tiers interne de la clavicule avec les 2/3 externes ; cette plaie commence au niveau du
bord antérieur de l'os et descend verticalement à deux centimètres au-dessous ; les bords sont réguliers sauf à la partie
supérieure où ils montrent de très légères hachures dues à
ce que la lame du couteau rencontrant la clavicule a changé de
direction.

En disséquant le trajet de la plaie nous avons constaté
qu'il suivait une direction légèrement oblique de haut en bas,
d'avant en arrière et de dehors en dedans ; les muscles grand
et petit pectoral étaient traversés, ainsi que le deuxième
espace intercostal, au voisinage du bord gauche du sternum ;
après avoir enlevé la paroi antérieure du thorax, *nous avons
pu voir que les vaisseaux mammaires internes avaient été
complétement tranchés ;* la cavité pleurale gauche était
presque entièrement remplie par un épanchement de sang

d'une coloration *très foncée et ne renfermant aucun caillot*; le poumon gauche n'avait pas été touché, mais il était refoulé, tassé pour ainsi dire, par l'épanchement ; son volume était diminué de plus de moitié: il ne crépitait plus ; son tissu était pâle, exsangue, difficile à couper et la surface de section ne laissait sourdre aucun liquide.

Le poumon droit avait son aspect normal; il était seulement un peu congestionné à la base; il crépitait dans toute son étendue, à la coupe il laissait écouler un liquide spumeux, rougeâtre, très abondant.

Le cœur et le péricarde étaient sains.

Rien à signaler du côté des voies digestives et des centres nerveux.

OBSERVATION III. — Le 22 avril 1894, nous avons procédé à l'autopsie du cadavre de la femme D****, âgée de 40 ans ; cette malheureuse avait été, la veille, criblée de coups de couteau ; le cuir chevelu était haché, les membres supérieurs également ; la trachée était perforée sur la ligne médiane, la poitrine était atteinte de plusieurs plaies pénétrantes; en outre, la femme D**** avait reçu deux balles de révolver, l'une dans la main droite, l'autre dans le côté droit du thorax.

Trouvée inanimée à 5 heures et demie du soir, elle fut aussitôt transportée à l'hôpital dans le service de M. le docteur Drouin ; elle se ranima un peu, mais ne put prononcer une seule parole; lorsque nous la vîmes, les extrémités étaient froides, *les ongles bleuâtres, les lèvres cyanosées*; il était absolument impossible de sentir le pouls, *les battements du cœur étaient imperceptibles ;* après s'être un peu débattue, la blessée succomba à 8 heures, c'est-à-dire environ deux heures et demie après l'attentat dont elle avait été victime.

Autopsie. — Nous passerons sous silence, dans ce travail, les plaies de la tête et des membres, pour nous arrêter seulement aux plaies de la poitrine. Sur la paroi latérale gauche du thorax, en suivant de haut en bas et de gauche à droite une ligne qui contourne le sein, nous comptons quatre blessures ayant un centimètre et demi de longueur, séparées les unes des autres par un intervalle de quatre à cinq centimètres et dirigées parallélement aux côtes; dans toute cette région nous trouvons de l'emphysème sous-cutané et en outre une extravasation sanguine considérable dans le tissu cellulaire; toutes ces plaies sont pénétrantes : la première ouvre le quatrième espace intercostal, les trois autres le cinquième; elles ont été produites par un instrument tranchant.

Sur la paroi latérale droite du thorax, nous apercevons le trajet de la balle de révolver dont nous avons parlé plus haut; cette balle est entrée au sommet du creux axillaire (la femme ayant le bras droit levé pour parer un coup); elle a glissé ensuite le long de la cage thoracique, qu'elle a contournée de haut en bas et d'avant en arrière, pour pénétrer dans la poitrine au niveau du cinquième espace intercostal; nous la retrouverons plus loin.

Ouverture de la cavité thoracique.—Épanchement de sang *abondant*, *fluide*, SANS AUCUN CAILLOT, dans les deux cavités pleurales, mais plus abondant du côté gauche. Le poumon gauche est pâle, presque exsangue; il crépite cependant dans toute son étendue; dans son lobe supérieur, au-dessus de la scissure interlobaire, nous notons deux plaies correspondant aux deux plaies supérieures de la paroi gauche, ces deux plaies perforent de part en part le tissu pulmonaire; sur le lobe inférieur, au-dessous de la scissure, une troisième plaie semblable aux précédentes; ces trois blessures ont une longueur de 7 à 8 millimètres.

Le poumon droit est légèrement congestionné, nous trouvons dans son lobe inférieur une plaie produite par la balle dont nous avons plus haut décrit le trajet. Après avoir pénétré dans la cavité thoracique et perforé le poumon, elle est venue heurter le côté gauche de la colonne vertébrale pour retomber dans la cavité pleurale où nous l'avons ramassée.

Cœur et Péricarde. — Le péricarde est perforé en plusieurs endroits, et ces perforations correspondent aux plaies du poumon gauche ; la cavité du péricarde contient une petite quantité de sang noir, *absolument liquide.*

Le cœur a été atteint dans quatre points ; on constate, en effet, les lésions suivantes :

1° Au niveau du bord gauche du ventricule gauche, au-dessous de l'oreillette, une plaie qui s'étendant à toute l'épaisseur de la paroi musculaire a atteint la cloison interventriculaire qui a été presque traversée.

2° A cinq centimètres plus bas, une seconde plaie un peu plus petite qui a pénétré dans le ventricule, un peu au-dessus de la pointe du cœur.

3° Sur la face postérieure, un peu à gauche de la ligne médiane, à l'extrémité inférieure du sillon interventriculaire, une petite plaie qui a pénétré également jusque dans la cavité du ventricule.

4° Enfin, la couche de graisse qui recouvre la pointe de l'organe porte, d'une façon très nette, la trace d'une plaie superficielle par instrument tranchant.

Les cavités du cœur ne renferment aucun caillot ; les différents orifices sont sains.

Nous avons cru devoir publier ces trois observations pour plusieurs raisons : sans insister sur la survie de trois heures de la première blessée, alors que le ventricule gauche était ouvert sur une longueur d'un centimètre, nous ferons remarquer, cependant, que l'absence de troubles circulatoires, la régularité du pouls, sa force conservée sont déjà, étant donné le cas, des phénomènes dignes d'être mentionnés. Mais ce qui surtout nous semble intéressant, c'est, en premier lieu, la perforation du feuillet pariétal de la plèvre sans lésion du feuillet viscéral *(obs. II)* ; en second lieu, c'est la différence de l'état du sang épanché dans la poitrine ; coagulé en partie dans l'observation I, il est parfaitement liquide dans les observations II et III.

Nous allons examiner successivement chacun de ces deux points.

Les blessures de la plèvre pariétale seule sans lésion de la plèvre viscérale ne sont pas très communes, elles constituent même un accident suffisamment rare pour donner naissance à des divergences d'opinion entre les chirurgiens ; les uns les considèrent comme tout à fait exceptionnelles et semblent même disposés à nier leur possibilité ; les autres, au contraire, prétendent qu'on a exagéré leur rareté ; « il est probable, « écrit Peyrot dans le Traité de chirurgie, qu'en réalité les « deux feuillets de la plèvre sont atteints à la fois dans l'im- « mense majorité des cas, sinon toujours (1). »

Tillaux s'exprime à peu près de la même façon (2) ; Terrier et ses élèves, au contraire, estiment que les plaies pénétrantes simples, c'est-à-dire n'ouvrant que la plèvre sans léser le poumon sont plus fréquentes qu'on ne pense : « il est aisé de « les produire expérimentalement.... outre les plaies du « sinus costo-diaphragmatique, il y a des faits de plaies « pénétrantes simples avec autopsie (3). »

Dans le cas de B*** *(obs. II)*, il est certain que le feuillet pariétal seul avait été ouvert. B***, en effet, a présenté tous les symptômes du pneumothorax : respiration amphorique, bruit d'airain, dyspnée excessive, etc., il n'a jamais eu d'hémoptysie ; à l'autopsie, sur le poumon gauche rétracté, diminué de volume, exsangue, ne crépitant plus, nous n'avons pu découvrir, malgré un minutieux examen, la moindre blessure.

(1) Peyrot. Traité de chirurgie. T. VI, p. 25.
(2) Tillaux. Traité de chirugie clin. T. I, p. 673.
(3) Jamain et Terrier. Manuel de Path. et de clin. chirurg. continué par Broca et Hartmann.

Dans le but de nous rendre compte de la facilité plus ou moins grande avec laquelle se produisaient des plaies de ce genre, nous avons fait quelques recherches sur le cadavre à l'amphithéâtre de l'hôpital.

Sur huit cas, nous avons constaté :

Plaie du poumon...................... cinq fois
Plaie de la plèvre pariétale seule............ trois fois
Section des vaisseaux mammaires internes. quatre fois

Dans ces expériences nous nous sommes appliqué à reproduire aussi exactement que possible la blessure de B***, c'est-à-dire que la lame du couteau introduite au niveau du tiers interne de la clavicule pénétrait dans la poitrine dans le deuxième espace intercostal, au voisinage du sternum.

En outre, nous avons trouvé dans la littérature médicale deux observations qui ressemblent beaucoup à la nôtre : l'une, publiée dans la thèse de Ch. Néiaton, est due à M. le professeur Panas : le poumon n'avait pas été atteint, il existait un hémothorax qui occupait toute la cavité pleurale droite ; cet hémothorax ne put être attribué qu'à une lésion de l'artère mammaire interne. L'autre, plus remarquable encore, est rapportée par Macewan : la plèvre et le péricarde étaient perforés sans aucune lésion concomitante du poumon ni du cœur. (Macewan — Pleura and Pericardium both opened, while the lung and heart remained uninjured — in med. Times and Gaz — 1854.)

Il nous reste maintenant à parler de l'état du sang dans les trois cas que nous avons relatés : dans le premier cas le sang épanché dans le péricarde et dans la plèvre est en partie coagulé, dans les deux autres il est au contraire liquide ; à quoi tient cette différence?

Ce n'est pas seulement une vaine curiosité qui nous engage à poser cette question ; à notre avis, la solution de ce problème peut avoir, en médecine légale, une réelle importance ; on admet, en effet, que dans toute hémorragie *ante mortem* le sang se coagule, et qu'il reste liquide, au contraire, lorsque l'épanchement se produit *post-mortem*.

En 1847, en Bretagne, une femme fut assassinée par son mari ; on trouva dans l'abdomen une grande quantité de SANG FLUIDE ; plusieurs médecins émirent l'opinion que la victime avait succombé à une hémorragie foudroyante provoquée par l'arrachement de l'intestin grêle. Le professeur Tardieu combattit cette conclusion : « L'absence de coagulation, « dit-il, doit faire penser que l'épanchement n'a eu lieu « qu'après la mort ; car lorsque celle-ci est le résultat de « l'hémorragie, les premières portions du sang qui s'écoule « se coagulent nécessairement avant la cessation de la vie. « *Il n'y a pas un cas de mort par plaie du cœur ou des* « *artères principales de la poitrine ou du ventre, dans lequel* « *on ne trouve dans ces cavités de volumineux caillots* « *nageant dans leur sérosité sanguinolente* (1). »

On voit que le savant professeur est absolument affirmatif ; d'ailleurs lorsqu'il écrivit ces lignes, il pouvait, pour défendre son opinion, s'appuyer sur des travaux bien connus ; en 1829, en effet, Trousseau et Le Blanc avaient publié dans le journal de Médecine vétérinaire le résultat des expériences qu'ils avaient entreprises sur les modifications du sang dans la cavité pleurale ; ils concluaient à sa coagulation rapide. Le docteur Ch. Nélaton, dans sa thèse inaugurale, est du même avis ; d'autre part le docteur Lesdos dans son travail sur *l'Hémothorax traumatique* publie plusieurs observations de malades guéris, chez lesquels rien ne pouvait faire soupçonner l'existence d'un caillot dans la plèvre ; il pense que ce désaccord entre ses propres observations et les résultats obtenus

(1) Tardieu — Étude médico-légale sur les blessures, p. 62.

par les expérimentateurs tient vraisemblablement au mode
d'expérimentation ; Trousseau et Le Blanc ouvraient la veine
jugulaire d'un cheval et faisaient tomber dans la plèvre de
cet animal, au moyen d'un entonnoir, le sang provenant de
la saignée ; d'un seul coup ils introduisaient dans la cavité
thoracique jusqu'à 1000 grammes de sang ; quelque court que
fut l'intervalle mis entre l'injection et l'autopsie le sang était
toujours coagulé : « or, demande Lesdos, se trouve-t-on là dans
les conditions d'un hémothorax traumatique? Non sans doute,
car l'hémorragie qui se ferait aussi rapidement proviendrait
de la lésion d'un gros vaisseau et ne rentrerait pas dans les
cas susceptibles de guérison (1) ». C'est pourquoi le docteur
Lesdos admet que si la lésion atteint seulement des vaisseaux
de faible calibre, l'hémorragie se fait avec lenteur et le sang,
se mélangeant à la sérosité d'une pleurésie consécutive, reste
liquide ; il pense avec ses maîtres, MM. Duguet et Delens,
que dans les cas où la coagulation fait défaut le sang n'est
pas absolument pur, et que le liquide représente le produit
de l'hémorragie augmenté d'un épanchement séreux inflammatoire.

Cette théorie du mélange peut être exacte parfois, mais
parfois aussi elle devient insuffisante ; rappelons-nous par
exemple l'autopsie de la femme D***, (*Obs III*), atteinte
de trois plaies du poumon gauche, d'une plaie par arme à
feu du poumon droit et de trois plaies pénétrantes du cœur,
elle meurt après une agonie de deux heures ; chez elle
l'hémothorax, provenant à coup sûr du cœur et du poumon,
s'était rapidement produit ; il n'y avait pas de pleurésie consécutive, et par conséquent pas de sérosité inflammatoire ; le
sang en un mot était pur et pourtant il était liquide ; tous les
médecins qui assistaient à l'autopsie ont remarqué l'absence
de coagulation.

(1) Lesdos — Contribution à l'étude de l'hémothorax d'origine traumatique — Th. Paris, 1882.

Comment expliquer ce phénomène?

Nous nous demandons si l'état d'asphyxie où se sont trouvés les blessés des observations II et III n'a pas joué là un rôle important ou même le principal rôle ? La coagulation du sang, en tant que phénomène physiologique, est peu connue encore, elle a donné naissance à de nombreuses hypothèses ; aucune jusqu'à ce jour n'est pleinement satisfaisante. Mathieu et Urbain prétendent que la coagulation est le résultat de la fixation de l'acide carbonique par la fibrine (1), mais les recherches de Gauthier (2) et les expériences de Glénard (3) semblent leur donner tort ; Denis, Schmidt, Mantegazza émettent chacun une théorie ; sans nous attarder à l'examen de toutes ces discussions scientifiques nous ferons simplement remarquer que le sang asphyxique renferme plus d'acide carbonique que le sang veineux normal. « Parallèlement, ou
« à peu près, à la diminution de l'oxygène marche l'augmenta-
« tion d'acide carbonique. La statistique de Zuntz nous
« donne comme taux moyen de la teneur carbonique du sang
« asphyxique, 49, 53 pour 100 au lieu de 38, chiffre normal.
« Paul Bert a trouvé des chiffres beaucoup plus élevés ; il a
« montré que quand les animaux meurent dans l'air confiné,
« ou, ce qui revient au même, quand les conduits aériens
« sont fermés à l'air, la proportion de l'acide carbonique peut
« atteindre 120 pour 100 (4). »

D'autre part, nombre de physiologistes placent la saturation du sang par l'acide carbonique au nombre des causes qui peuvent retarder ou même empêcher la formation d'un coagulum : « Dans l'Asphyxie, dit le professeur Beaunis (*de Nancy*), le sang devient incoagulable. (5) » Cette diffluence, cette fluidité persistante du sang chez les asphyxiés est en

---

(1) Mathieu et Urbain. — Acad. des Sciences. — Comptes rendus T. LXXXIX.
(2) Gauthier. — id. T. LXX. p. 1360.
(3) Glénard. — Bull. de la Soc. Chimique. T. XXIX p. 511.
(4) Dreyfus-Brisac. — De l'Asphyxie non toxique 1883.
(5) Beaunis. — Physiologie humaine.

effet indéniable; elle est mise en évidence et par les expériences de laboratoire et par la plupart des constatations cliniques et anatomo-pathologiques. Chez tous ou chez presque tous les individus morts par asphyxie ou trouve à l'autopsie un sang noir et sans caillots; c'est là une régle qui ne comporte que peu d'exceptions; dans la mort par le charbon, dans la suffocation, dans la strangulation, dans la pendaison, il y a rarement coagulation, et les cavités du cœur ne renferment le plus souvent que du sang fluide.

Tourdes, sur 55 cas de mort par pendaison, a trouvé 46 fois le sang liquide, *ce qui donne une proportion de 80 p. 100.*

Enfin nous rencontrons encore ce même état du sang dans les autopsies des personnes empoisonnées par des substances qui, en agissant sur les centres respiratoires, amènent la mort par asphyxie, par exemple dans l'empoisonnement par la strychnine, par l'acide cyanhydrique etc.

En résumé, la liquidité du sang s'observe chez tous les asphyxiés, et lorsque dans le cœur ou trouve des caillots « ils sont ordinairement peu abondants, et surtout peu résistants, mous et presque diffluents (1). »

Or que s'est-il passé dans les cas que nous avons rapportés? La femme C*** (*Obs. I*) transportée à l'hôpital, respire bien, elle n'est pas asphyxiante; le cœur, quoique gravement atteint, se contracte régulièrement; la mort survient brusquement; *à l'autopsie nous trouvons d'énormes caillots.*

B*** (*Obs. II*) succombe, au contraire, après une agonie longue et pénible pendant laquelle il présente tous les symptômes du pneumothorax : dyspnée excessive, cyanose, asphyxie progressive due à la suppression d'une partie du champ respiratoire; *à l'autopsie l'hémothorax est absolument liquide.*

La femme D*** (*Obs. III*) atteinte de plaies pénétrantes du cœur et des poumons survit deux heures; mais pendant

---

(1) Vibert. — Médecine légale.

ce temps le pouls est insaisissable, les extrémités sont froides, les ongles bleuâtres, les lèvres violacées, la respiration incomplète. *A l'autopsie l'épanchement de sang ne renferme aucun caillot :*

Nous n'insisterons pas davantage : pour nous il paraît démontré que l'absence de coagulum dans une hémorragie intra-thoracique ne suffit pas pour permettre d'affirmer que l'épanchement de sang s'est produit après la mort, et nous inclinons à croire que parfois l'état asphyxique des blessés peut, dans une certaine mesure, expliquer cette absence de coagulation.

Dr Paul HERVÉ.

Ce travail a été communiqué à la Société *Sciences et Arts* de la Sarthe au mois de juillet 1894.

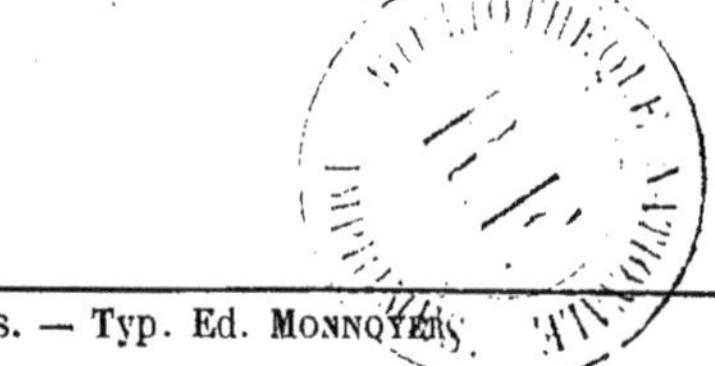

Le Mans. — Typ. Ed. MONNOYER.

www.ingramcontent.com/pod-product-compliance
Ingram Content Group UK Ltd.
Pitfield, Milton Keynes, MK11 3LW, UK
UKHW021053120726
13693UKWH00006B/2596

9 782019 271183